Subho Chakrabarti

Cechy kliniczne, diagnoza i ocena

Subho Chakrabarti

Cechy kliniczne, diagnoza i ocena

zespołu katatonicznego

Wydawnictwo Bezkresy Wiedzy

Imprint
Any brand names and product names mentioned in this book are subject to trademark, brand or patent protection and are trademarks or registered trademarks of their respective holders. The use of brand names, product names, common names, trade names, product descriptions etc. even without a particular marking in this work is in no way to be construed to mean that such names may be regarded as unrestricted in respect of trademark and brand protection legislation and could thus be used by anyone.

Cover image: www.ingimage.com

This book is a translation from the original published under ISBN 978-3-330-65163-0.

Publisher:
Wydawnictwo Bezkresy Wiedzy
is a trademark of
Dodo Books Indian Ocean Ltd., member of the OmniScriptum S.R.L Publishing group
str. A.Russo 15, of. 61, Chisinau-2068, Republic of Moldova Europe
Printed at: see last page
ISBN: 978-620-2-44774-4

Zadowolony

WPROWADZENIE

Spośród wszystkich nierozstrzygniętych i nierozwiązanych kwestii w psychiatrii, żadna nie jest chyba bardziej zastanawiająca niż zjawisko katatonii. Nie jest zatem całkowicie zaskakujące, że dyskusje na ten temat często odnoszą się do "dylematu katatonicznego", [1] lub "zagadki katatonii". " W rzeczywistości nie ma jednego, ale wiele takich dylematów dotyczących katatonii. Prawie wszystkie aspekty tej choroby, od jej rozpowszechnienia do prezentacji, od etiologii do leczenia, wydają się być kontrowersyjne. Nie jest jasne, czy katatonia powinna być uważana za objaw, zespół lub chorobę. Chociaż uważa się, że częściej kojarzy się z zaburzeniami nastroju lub stanami chorobowymi, to jednak jest to związane z schizofrenią. Niektórzy zdecydowanie uważają, że należy ją uznać za kategorię niezależną, [3] ale debata na temat jej nosologicznego statusu nigdy się nie kończy. [4] Istnieją wątpliwości co do sposobu diagnozowania katatonii, jej neurobiologicznych podstaw i reakcji na leczenie, zwłaszcza gdy jest ona związana z schizofrenią. [2]

Dlatego pisanie o katatonii jest trudnym zadaniem. Tym bardziej, że pomimo wielu wspaniałych i naukowych artykułów na ten temat, tajemnica katatonii pozostaje w dużej mierze nierozwiązana. Na szczęście, kompetencje tej monografii, z jej wyłącznym ukierunkowaniem na diagnozę i ocenę katatonii, pozwalają jej na uniknięcie większości takich kontrowersji. Niemniej jednak, nawet aby przystąpić do dyskusji na temat prezentacji i diagnozy katatonii, trzeba będzie przyjąć pewne założenia, które mogą, ale nie zawsze muszą być prawdziwe.

JAK NALEŻY ZDEFINIOWAĆ KATATONIĘ?

W większości przypadków najlepiej uznać katatonię za zespół o wielu przyczynach. Słowo "syndrom" pochodzi od greckiego słowa oznaczającego "biegać razem". Zwyczajowa definicja zespołu jest taka, że jest: "grupa lub wzorzec objawów, które pojawiają się razem czasowo u wielu osób. [5] Zakłada się, że objawy te skupiają się razem, ponieważ są one związane w jakiś klinicznie znaczący sposób, który może odzwierciedlać wspólny proces etiologiczny, kurs, lub odpowiedź na leczenie. Etykieta zespołu pasuje do katatonii, ponieważ składa się z ugruntowanego zestawu znaków i objawów, które można wiarygodnie zidentyfikować. [3] Te oznaki i objawy mogą pomóc w odróżnieniu katatonii od innych podobnych zespołów. W końcu ma typowy kurs i zazwyczaj reaguje na konkretne zabiegi.

Ale jakim zespołem jest katatonia? Przynajmniej katatonia jest zespołem behawioralnym lub psychiatrycznym. Katatonia ma cechy motoryczne, behawioralne, afektywne, poznawcze, a nawet autonomiczne. Jednakże, ponieważ jego objawy ruchowe są dominujące, został on określony jako zespół motoryczny lub psychoruchowy, lub bardziej odpowiednio jako zespół dysregulacji ruchowej z towarzyszącymi mu nieprawidłowościami w nastroju, zachowaniu, myśli i poznaniu. [3] Niektórzy autorzy uważają katatonię za zespół neuropsychiatryczny. [6-9] Zespół neuropsychiatryczny lub neurobiologiczny, to taki, który jest związany z deficytami strukturalnymi lub funkcjonalnymi w określonych obwodach nerwowych. Nieprawidłowe funkcjonowanie tych obwodów pełni rolę końcowych wspólnych ścieżek dla różnych stanów przyczynowych, które wytwarzają identyczny zestaw objawów, zwykle w kontinuum nasilenia i reagują podobnie jak leczenie niezależnie od etiologii. [7, 10] Jednakże, jest dość wątpliwe, czy katatonia spełnia wszystkie te kryteria, biorąc pod uwagę niepewną wiedzę o jej neurobiologicznym pochodzeniu i nieco zróżnicowaną reakcję na leczenie w różnych podstawowych warunkach.

DLACZEGO OZNAKI I OBJAWY KATATONII SĄ TAK WAŻNE?

Gdzieś około lat 30-tych XX wieku nastąpił wyraźny spadek wskaźników katatonii, zwłaszcza schizofrenii katatonicznej. [1-3, 11-19] Spadek częstości występowania schizofrenii katatonicznej kontrastuje ze zwiększonymi lub niezmienionymi częstościami występowania katatonii w zaburzeniach nastroju i wydaje się być ograniczony głównie do badań z krajów rozwiniętych. [2, 18, 20] Spadek częstości występowania katatonii przypisuje się wielu przyczynom, w tym zmianom społeczno-kulturowym, [6, 11] zmniejszeniu etiologii zakaźnej, [1, 12] zmianom kryteriów diagnostycznych,[2, 11, 13] oraz pojawieniu się leczenia neuroleptycznego [1, 6, 11, 13, 18] i innych nowoczesnych metod leczenia psychospołecznego schizofrenii. [1, 6, 12, 13] Seminaryjne badania Van der Heijdena i in. udokumentowały ten spadek częstości występowania schizofrenii katatonicznej i spekulowały na temat przyczyn jej zanikania na przestrzeni lat. [13] Wyniki badania przeprowadzonego przez Van der Heijdena i wsp. [13] wyraźnie wskazywały, że główną przyczyną spadku wskaźników były zmiany w kryteriach diagnostycznych i procedurze badania. W związku z tym większość autorów zgadza się, że niedocenianie i niedodiagnozowanie katatonii jest główną przyczyną widocznego spadku wskaźników katatonii w ogóle, a schizofrenii katatonicznej w szczególności. [1-4, 13-23] Ci właśnie autorzy uważają, że większe zainteresowanie opieką nad mniej ciężko chorymi pacjentami doprowadziło do nadmiernego nacisku na psychologiczną przyczynę zjawisk psychicznych, co doprowadziło do rozłamu między dyscyplinami medycyny lub neurologii i psychiatrii, często określanymi jako "konflikt paradygmatów".[13] Zachęca to do podejścia diagnostycznego, które bardziej koncentruje się na objawach i pomija oznaki fizyczne, które można uzyskać jedynie po szczegółowej obserwacji i dokładnym badaniu. Zaniedbano również szkolenie w zakresie umiejętności wymaganych do wywoływania objawów ruchowych, w związku z czym większość psychiatrów nie znała objawów katatonicznych.[1-4, 8, 13-18] Miało to niefortunne konsekwencje, ponieważ katatonia, jeśli nie zostanie zdiagnozowana, prowadzi do znacznej zachorowalności i zachorowalności, podczas gdy szybkie rozpoznanie prowadzi do ustanowienia skutecznego leczenia i może być ratunkiem dla życia.[4, 8, 17] Stąd też powtórne zwrócenie uwagi na oznaki i objawy katatonii w tej monografii nie będzie całkowicie błędne.

CECHY DIAGNOSTYCZNE KATATONII: TRIADA KATALITYCZNA

Lista objawów i oznak katatonicznych jest bardzo długa, ponad 40 z nich zostało zgłoszonych w różnych badaniach.[1-3, 14] Należy cofnąć się do historii, aby rozpoznać, które z cech katatonii są najbardziej powszechne lub charakterystyczne. Pierwszy współczesny opis katatonii pochodzi z 1868 r., kiedy to 41-letni Karl Ludwig Kahlbaum, lekarz i kurator w Sanatorium Reimera w Gorlitz w Niemczech, na wspólnym posiedzeniu Sekcji Psychiatrii Związku Niemieckich Naukowców i Lekarzy oraz Niemieckiego Stowarzyszenia Psychiatrów Azylowych w Innsbrucku w Austrii przedstawił dwóm pacjentom to, co nazwał "melancholia attonita". Jednak jego wysiłek został w skrócie odrzucony.[17, 18, 22, 24, 25] Niezrażony zniechęcającą odpowiedzią Kahlbaum opublikował w 1874 roku, sześć lat później, na podstawie opisów kolejnych 26 pacjentów, swoją monografię seminalną. Nazwał ją *"Die Katatonie oder das spannungsirresein". Eine klinische form psychischer krankheit.*" (w przybliżeniu przetłumaczone jako: "Katatonia lub szaleństwo napięcia: kliniczna forma choroby fizycznej."). [26, 27] Kahlbaum wybrał termin "katatonia" z greckiego wyrażenia oznaczającego "ciasno rozciągać", odnoszącego się do zwiększonego napięcia mięśniowego powszechnie występującego u tych pacjentów. [28]

Zarówno zwiększone napięcie mięśni, jak i osłupienie uważane za charakterystyczne dla "katatonii" lub "szaleństwa napięcia" zostały opisane wcześniej. Kahlbaum zidentyfikował jednak kilka innych znaków motorycznych i opisał bardziej kompleksowy obraz katatonii poprzez powiązanie cech motorycznych z psychologicznymi. [9, 14, 18, 23] Lista 17 znaków i objawów Kahlbauma stała się podstawą dla wszystkich późniejszych opisów katatonii, a jego wyjaśnienie stanu prawdopodobnie nie zostało przekroczone. [3, 14, 16, 17] Należałoby więc rozpocząć dyskusję na temat objawów i znaków katatonicznych od jego opisu z angielskiego tłumaczenia jego monografii w 1973 r.[27] Kahlbaum opisał typowe oznaki "melancholii atonicznej" jako bezruch, "w którym pacjent pozostaje całkowicie nieruchomy, bez mowy i ze sztywną, maskującą jak faksy. Brak ruchu lub reakcji na bodźce zewnętrzne był przypisywany brakowi woli i niechęci do interakcji z otoczeniem. Bezruchowi i masce jak twarz towarzyszyło wpatrujące się, puste spojrzenie. Wspomniano również o dodatkowych cechach, takich jak *katalepsa* i *woskowa elastyczność*. W końcu Kahlbaum podsumował udrękę psychiczną lub ciężki niepokój psychiczny, który według niego leżał u podstaw tego stanu.

Kahlbaum opisywał opóźnioną formę katatonii, która jest znacznie bardziej powszechna niż odmiana podniecona. Opóźniona forma katatonii jest obecnie często określana jako "syndrom Kahlbauma". [3, 14, 15] Mutyzm i niemobilność (zwane łącznie *osłupieniem*) są jednymi z najczęstszych objawów katatonii w kilku fenomenologicznych badaniach tej choroby. [3, 6, 13, 14, 20, 29-34] Często towarzyszy im *negatywizm* lub wycofanie się, *postawa* lub *katalepsa, sztywność, zjawiska echa* i *stereotypy, manieryzm* lub *wytrwałość*. Diagnostyczna triada objawów katatonii (zwana również "triadą katalityczną") wywodzi się z tych powszechnych i charakterystycznych oznak i objawów, a mówi się, że składa się z *osłupienia, negatywizmu* i *postawy* lub *katalepii*. [9, 35]

OZNAKI RUCHOWE I OBJAWY KATATONII

Jak wspomniano powyżej, oznaki i objawy definiujące katatonię występują głównie w sferze zaburzeń motoryki, podczas gdy znane są również związane z nimi zmiany w zachowaniu, nastroju, poznaniu i zaburzenia autonomiczne. 3

Stupor

Stupor jest zasadniczo ekstremalnym stanem zaprzestania wszelkiej aktywności ruchowej (hipokineza lub akineza) i mowy (mutyzm lub pół-mutyzm). [7, 14, 36-38] Ta kombinacja bezruchu i braku reakcji werbalnej zazwyczaj występują razem, ale mogą manifestować się niezależnie. [14, 15, 38] Istnieje mniej lub bardziej całkowita utrata aktywności, której towarzyszy brak reakcji na bodźce zewnętrzne. Prowadzi to do utraty spontanicznych, wyrazistych i reaktywnych ruchów. Pacjent nie wykazuje żadnej reakcji na bodźce zewnętrzne, w tym polecenia werbalne, emocjonalne wskazówki i bolesne bodźce. Całkowicie porowate osoby są nieme, ale w stanach podgorączkowych pacjenci mogą odpowiadać krótko na pytania w zmutowanych monosylablach lub niesłyszalnych szeptach. Ten stan braku reakcji może więc być często mylony ze śpiączką.

Świadomość otoczenia jest jednak na ogół zachowana, a pacjent z katatonicznym *osłupieniem* faktycznie się budzi. Może być pobudzany przez energiczne i powtarzające się bodźce, ale przestaje reagować, gdy tylko bodźce przestaną działać. Co więcej, w śpiączce oczy pacjenta są zamykane nawet w odpowiedzi na próby ich pobudzenia, ale nie ma oporów przed pasywnym otwarciem. W *osłupieniu* oczy pacjenta mogą być otwarte i czujne i podążać za ruchami egzaminatora; lub, jeśli są zamknięte, opierają się biernemu otwarciu. Po epizodzie *osłupienia* pacjent może być w stanie zapamiętać zdarzenia, które miały miejsce w jego trakcie, choć często pamięć jest fragmentaryczna. Istnieje duży stopień zmienności w pozornym braku reakcji na *osłupienie* i czasami pacjenci mogą się włamać do okresów podniecenia i nadaktywności. Dlatego też informacje od krewnych lub personelu pielęgniarskiego mogą być niezwykle cenne w odróżnianiu *osłupienia* od śpiączki. Badanie neurologiczne obejmujące ocenę świadomości, nieprawidłowości źrenicowych, odruchów pnia mózgu i napięcia mięśni, oprócz EEG i badań kalorycznych może pomóc w dalszym rozróżnianiu śpiączki od *osłupienia.* [14, 39-41] *Stupor* zazwyczaj wynika z dysfunkcji mózgu. Jednak może to również odzwierciedlać kulminację powoli rozwijającej się, ekstremalnej formy spowolnienia psychoruchowego, powszechnie występującej w ciężkiej depresji. Ta ostatnia forma *osłupienia* jest określana jako "łagodny osłupienie" i została po raz pierwszy opisana przez Hoch'a. [24] sierpnia Hoch był dyrektorem Państwowego Instytutu Psychiatrycznego (Ward's Island) w Nowym Jorku w latach 1910-1917. Jego książka "Benign Stupors", wydana po jego śmierci w 1921 roku, zawiera opisy katatonicznych stuporów wśród 25 pacjentów. [42] Według Hoch'a centralną cechą *osłupienia* była zmiana afektu, którą określił jako apatię lub "bezsilność afektu". Żywa relacja o "afektacji" z jego książki zaczyna się od stwierdzenia, że była ona integralną częścią stanu osłupienia. Bezskuteczność" charakteryzowała się całkowitą obojętnością pacjenta na własny stan oraz niemal całkowitym zaprzestaniem emocjonalnej reakcji na bodźce środowiskowe. Jeżeli osłupienie nie było zbyt głębokie, reakcje na zdarzenia w otoczeniu pacjenta mogły być minimalne, ale w sumie reakcje emocjonalne były wyciszone lub nieobecne.

Hoch wspomniał również o bezczynności, *negatywności* i *katalepii*, które towarzyszyły "bezczynności". Podobnie jak Kahlbaum podkreślał wyraźną redukcję lub całkowitą utratę wszystkich ruchów, zarówno spontanicznych jak i reaktywnych. Mimika twarzy była "drewniana" lub "wakacyjna", a pacjenci albo zakrywali oczy, albo gapili się pusto w przestrzeń. Całkowita odmowa rozmowy prawie zawsze towarzyszyła stanowi bezczynności. Według Hoch'a najczęstszą przyczyną "bezczynności" i bezczynności był *negatywizm*. Charakteryzował się on "antagonizmem w stosunku do środowiska lub życzeń tych, którzy dotyczą pacjenta". Ostatnim z trzech głównych objawów była *katalepsa,* którą Hoch zdefiniował jako utrzymywanie niewygodnej postawy, której towarzyszyła sztywność i odporność. Często towarzyszyła temu *woskowa elastyczność*, gdzie ruchy stawów były sztywne, ale zachowane "niezależnie od tego, jakie zgięcie jest im dane, jak lalka ze sztywnymi stawami".

Innym charakterystycznym sposobem rozwoju katatonicznego osłupienia jest *blokowanie* lub *utrudnianie (po* niemiecku *"sperrung"*), co powoduje nieregularne utrudnienia w aktywności ruchowej. [17, 36] Podczas gdy opóźnienie psychoruchowe zostało porównane z jednostajnym zwalnianiem pojazdu spowodowanym ciągłym uruchamianiem hamulca, to efekt *niedrożności* jest bardziej zbliżony do włożenia żelaznego pręta pomiędzy szprychy poruszającego się koła. [36] W katatonii, *blokowanie* objawia się jako nierównomierne ruchy ruchowe; pacjent albo nie jest w stanie rozpocząć działania, ale później przeprowadzić go bez żadnych trudności, lub może zatrzymać się w połowie drogi podczas ruchu. *Przeszkoda* może mieć wpływ na nawykowe i reaktywne ruchy, np. brak ruchów obronnych lub nie zwrócenie się w stronę egzaminatora, albo nie wyszczotkowanie owada na twarzy. Napięcie mięśni towarzyszące *obturacjom* może być normalne, zwiększone lub zmniejszone. Wysiłek potrzebny do pokonania *przeszkody* nie jest związany z napięciem mięśni. Łagodne stopnie *blokady* spontanicznych i reaktywnych ruchów prowadzą do sztywnych, niewygodnych i nieporęcznych ruchów, tak częstych w katatonii. Poważniejsze formy *niedrożności* prowadzą do hipokinezji i zmniejszają wydajność mowy, kończąc się ostatecznie *osłupieniem*. Charakterystycznym przejawem *obstrukcji* jest "reakcja w ostatniej chwili"; na zadane kilkakrotnie pytanie nie ma odpowiedzi, ale tak samo jak egzaminator odwraca odpowiedzi pacjenta. [36]

Kiedy sztywność ma wpływ na ekspresyjne ruchy, pacjenci z katatonią mogą mieć sztywną, pozbawioną wyrazu twarz i minimalną ekspresję ruchów ciała. Twarz przypominająca maskę, o matowym i tłustym wyglądzie, została określona mianem *maściowej twarzy*. [36] Oczy mogą być jeszcze żywe w *maściowej twarzy*, ale kiedy sztywność wpływa na wzrok, powoduje to klasyczne *spojrzenie* katatonii. W tym przypadku spojrzenie jest stałe lub niereaktywne, skupione na dystansie ze zmniejszonym mruganiem. [7, 36, 38, 43]

Katatoniczne podniecenie

Zjawiska katatoniczne są często badaniem w kontraście. Katatoniczne podniecenie jest więc niemalże dokładnym przeciwieństwem katatonicznego oszołomienia. W swojej monografii Kahlbaum zauważył, że porowate stany jego pacjentów były często przerywane przez okresy podniecenia, w których dochodziło do wybuchów niesprowokowanej aktywności, takiej jak bieganie, skakanie, krzyczenie czy niesprowokowana przemoc. Takie epizody były określane jako "delirium acutum" lub "catatonos raptus".[9] Epizody katatonicznego podniecenia były zwykle nagłe w momencie rozpoczęcia, i może nieoczekiwanie wybuchnąć ze stanu *osłupienia* lub *katalepsy*, ale na ogół były krótkotrwałe.[3, 7, 9, 14, 38, 43] Charakteryzowały się one zmianami nastroju, takimi jak ekspansywność lub uniesienie, ekstremalna niecelowa, ukierunkowana i stała aktywność ruchowa oraz zaburzenia mowy i zachowania, takie jak śpiew, taniec, krzyk, plucie, czy niesprowokowana agresja. Tak samo jak triada katalityczna, trzema cechami charakterystycznymi podnieconej katatonii były podniecenie, agresja i impulsywność. Nic dziwnego, że takie stany podniecenia często prowadziły do zmęczenia, odwodnienia i urazów. Na szczęście, wydają się one obecnie mniej powszechne ze względu na dostępność skutecznych zabiegów. W dzisiejszych czasach takie okresy podniecenia byłyby prawdopodobnie zdiagnozowane jako ostra mania. Rzeczywiście, granica między katatonicznym podnieceniem a podnieceniem w manierze nie zawsze jest jasna.[3, 14]

Postawa lub katalepia

Przyjęcie i utrzymanie niezręcznych postaw w katatonii było znane Grekom i Rzymianom.[9, 14, 23] Termin "*katalepsa" wywodzi się* z greckiego znaczenia: "zajęcie ciała i duszy". Około trzy wieki przed Kahlbaumem, angielski lekarz Philip Barrough w 1583 r. przedstawił zwięzłą relację z tego zjawiska. Cytowany przez Finka i Taylora fragment jego książki "Of Congelation or Taking" nie tylko dostarcza graficznego opisu *katalepii*, ale także wspomina o jej związku ze zmianami nastroju.[14] Jest opisywany jako nagłe zatrzymanie i "zabranie zarówno umysłu, jak i ciała", które prowadzi do utraty zarówno doznań, jak i ruchu. Pacjent pozostaje w tym samym stanie, w jakim został "wzięty". Więc nadal stoi, siedzi lub leży w tym samym miejscu. Jest nieruchomy, jego oczy są albo otwarte, albo zamknięte i nie ma żadnego migotania emocji. W opisie wspomina się również, że stan ten znajduje się między sennością a szaleństwem i jest głównie wynikiem melancholii. Tak więc opisuje on nieco prescenicznie związek między katatonicznym osłupieniem i katatonicznym podnieceniem, jak również podstawowe zaburzenia nastroju.

Postawa ciała lub *katalepia odnosi się* do przyjmowania i utrzymywania nieodpowiednich, niewygodnych lub obcych postaw ciała, w sposób ciągły przez bardzo długi okres czasu. [7, 14, 15, 36-38] W katatonii często obserwuje się również długotrwałe utrzymywanie prozaicznych pozycji, takich jak pozycja siedząca lub stojąca, przez wiele godzin bez ruchu lub reakcji. *Postawa ciała* jest mniej poważną manifestacją, w której pacjent przyjmuje te postawy spontanicznie. [29, 38] Gdy postawa jest utrzymywana po narzuceniu jej przez egzaminatora, nazywa się to *katalizatorem.* [29] W *katalepsie* pacjenci pozwalają badającemu na ustawienie ciała w dziwnych, niewygodnych pozycjach; następnie utrzymują takie postawy przez co najmniej minutę, zwykle znacznie dłużej. Jednakże, aby wywołać *katalepsję,* pacjenci muszą być zawsze wcześniej poinformowani, że nie są zobowiązani do pozostawienia ciała w pozycji, w której jest ono umieszczone przez egzaminatora. W trakcie manipulowania częściami ciała pacjenta, badacz może zauważyć swoisty ton w mięśniach, charakteryzujący się początkowym oporem, po którym następuje stopniowe uwalnianie. Nazywa się to *elastycznością woskową* lub *"flexibilitas cerea"*, ponieważ przypomina to uczucie odporności plastycznej, które występuje przy zginaniu stopionego wosku. Po zatrzymaniu biernego ruchu ciała pacjenta przez badacza, zachowana zostaje ostateczna postawa ciała. [7, 14, 15, 36-38] Niektóre z tych postaw mogą być naprawdę dziwne, a nawet mieć jakieś znaczenie symboliczne, np. postawa "krucyfiksa" przypominająca Chrystusa na krzyżu. W pozycji *poduszki psychologicznej* pacjenci rozkładają się na łóżku z głowami kilka centymetrów nad łóżkiem, jakby spoczywały na wyimaginowanej poduszce. Utrzymują tę postawę przez dłuższy czas i opierają się wszelkim próbom obniżenia głowy. W pozycji *skurczu pyska ("schnauzkrampf" po* niemiecku) usta są obracane i pchane do przodu, przypominając przesadny pocałunek lub zwierzęcy pysk. [14, 36-38]

Negatywizm

Wrogość lub odmowa współpracy jest dość powszechna wśród pacjentów z chorobami psychicznymi. Takie zachowanie jest jednak często celowe, ukierunkowane na osiągnięcie celu i kierowane różnymi motywami. *Negatywizm* w katatonii jest natomiast pozornie bezmotywowym oporem wobec wszelkich ingerencji i może, ale nie musi być związany z niewypowiedzianą postawą obronną. [36] *Negatywizm* może być bierny, w którym wszelkie ingerencje są powstrzymywane, a wszelkie instrukcje odrzucane. W ten sposób pacjenci odmawiają podporządkowania się wszystkiemu, o co ich poproszono, lub opierają się próbom poruszania się lub badania ich. *Negatywizm* może być również aktywny (lub "polecenie") *negativizm*, gdy pacjenci robią dokładnie odwrotnie niż jest to wymagane. [36] [Na] przykład, gdy zostaną poproszeni o otwarcie ust, mogą trzymać je zamknięte. Szczególną formą tego negatywizmu jest *sprzeciw,* czyli *"gegenhalten",* co w języku niemieckim oznacza "trzymać się z dala". W tej formie aktywnego *negatywizmu* pacjenci sprzeciwiają się wszelkim ruchom pasywnym z taką samą siłą, jaką stosuje egzaminator. [7, 14, 15, 28, 36-38, 43] Jednak nie zawsze może to być widoczne, gdy ruchy bierne wykonywane są bardzo delikatnie; może to się pojawić tylko wtedy, gdy egzaminator próbuje wykonać energiczne ruchy bierne. [36] Niektórzy pacjenci z *negatywnym nastawieniem* wydają się być źli i wrogo nastawieni; inni mogą mieć stępiony afekt i obojętny stosunek do egzaminatora. Tak więc pacjenci z negatywnym nastawieniem nie zawsze są drażliwi; w rzeczywistości takie zachowanie często wiąże się ze strachem, niepokojem lub innymi nieprzyjemnymi emocjami. *Negatywizm* może przejawiać się również w interakcjach społecznych i międzyludzkich, a także w sposobie, w jaki pacjenci wchodzą w interakcje z personelem lub przestrzegają zasad szpitalnych. Na przykład, pacjenci mogą oprzeć się próbom karmienia, opatrywania lub mycia i mogą zatrzymywać mocz lub kał, a także zabrudzić się pod przymusem. [14] Istotnie, odmowa jedzenia lub picia oraz nietrzymanie moczu lub kału przy braku istotnych chorób jelit i pęcherza moczowego są dość powszechne w katatonii. [7, 14, 28, 43] Innym międzyludzkim przejawem *negativizmu* jest *niechęć*, którą często obserwuje się również w katatonii. Pacjent albo nie odwraca się do lekarza i nie nawiązuje kontaktu wzrokowego (bierny *negatywizm)*, albo może aktywnie odwrócić się od lekarza i odmówić nawiązania kontaktu wzrokowego na żądanie (aktywny *negatywizm*). [7, 28, 38, 43] Łagodniejsza odmiana *negativizmu* jest zjawiskiem *ambitności*. W tym przypadku pacjent wykonuje serię niepewnych ruchów, gdy zostanie poproszony o przeprowadzenie dobrowolnej akcji, ale nie jest w stanie osiągnąć zamierzonego celu. [7, 14, 15, 36-38, 43] Pacjent wydaje się być na przemian przeciwny i współpracujący z instrukcjami egzaminatora. Na przykład, kiedy pacjent proszony jest o uścisk dłoni, wielokrotnie wyciąga i wycofuje rękę, czasami nigdy nie osiągając punktu, w którym faktycznie uściska dłoń egzaminatora.

Nadmierna zgodność

Tak jak katatoniczne podniecenie jest przeciwieństwem osłupienia, tak polarne przeciwieństwo *negativizmu* jest nadmierne, przesadzone, lub nadmierne podporządkowanie, które przejawia się w różnych formach u pacjentów z katatonią. W *automatycznym posłuszeństwie* pacjent wykonuje każde polecenie, nawet jeśli nie został o to poproszony, i to niezależnie od konsekwencji. [7, 14, 15, 36-38, 43] *Automatyczne posłuszeństwo zostało* uznane za część zespołu *"automatyki dowodzenia"*, który dodatkowo obejmuje *elastyczność woskową, echolalie* i *echopraksję.* [36] *Mitmachen* i *mitgehen* (lub po niemiecku "pójść z tym") są surowszymi formami takiej współpracy. [7, 14, 15, 36-38, 43] U pacjentów *z mitmachen* łatwo jest pozwolić egzaminatorowi na ustawienie części ciała w dowolnej pozycji bez oporu. Robią to nawet wtedy, gdy mówi się im, by stawiali opór takim pasywnym ruchom. [36-38] Jednak po odciążeniu część ciała natychmiast wraca do pierwotnej pozycji spoczynkowej. [36, 38] Tak więc, wywołując te oznaki, ważne jest, aby pacjent zrozumiał, że oczekuje się od niego, że będzie się opierał wysiłkom badacza, aby poruszać ciałem. [36, 38] *Mitgehen* jest ekstremalną formą tej współpracy, w której najmniejszy dotyk lub nacisk ze strony badacza zmusza pacjentów do poruszania kończynami lub ciałem. Na przykład, badacz może podnieść rękę pacjenta palcem, lub delikatne uderzenie w brodę może spowodować jego upadek do tyłu. Inne formy nadmiernej zgodności to przymusowe *chwytanie*, *reakcja magnesu* i *reklama.* Przymusowo *chwytając,* egzaminator podaje pacjentowi rękę i pacjent potrząsa nią, mimo że jest proszony o opór przy potrząsaniu. Jeżeli egzaminator gwałtownie dotknie dłoni pacjenta, a następnie stopniowo wycofuje rękę, ręka pacjenta podąża za ręką egzaminatora jak kawałek żelaza za magnesem. To się nazywa *reakcja magnetyczna.* W *reklamie* pacjent odwraca głowę do egzaminatora, gdy zostanie o to poproszony, ale chętnie i w przesadny sposób. [36-38]

Zjawiska echa i cechy związane z bodźcami

Zjawiska echa polegają na bezsensownym naśladowaniu działań egzaminatora lub jego mowy. [7, 14, 15, 36-38] Pacjent nie jest w stanie powstrzymać się od kopiowania ruchów lub mowy badacza, pomimo odmiennych instrukcji. W *echoprazji* pacjenci naśladują proste czynności, które widzą, takie jak klaskanie w dłonie, drapanie się po głowie lub odzwierciedlenie postawy egzaminatora. W *echolaliach* pacjenci powtarzają część lub całość tego, co zostało im powiedziane. Pacjenci zdają się nie rozumieć, co i dlaczego naśladują mowę lub działania egzaminatora i często nie są w stanie udzielić właściwej odpowiedzi na pytanie. [14, 36] *Katatonia mowy* jest odmianą *echolalii* lub werbalnej formy *automatycznego posłuszeństwa.* [14] Pacjent albo nie mówi, albo odpowiada na pytania egzaminatora, powtarzając je, albo odpowiada automatycznie "nie wiem", albo "tak" lub "nie", często w sposób sprzeczny. Na przykład, pacjent może odpowiedzieć: "Nie wiem" na pytanie "Lubisz słodycze? Jednak na pytanie - "Lubisz słodycze, prawda? "pacjent może powiedzieć "tak", ale na pytanie - "Nie lubisz słodyczy, prawda? - pacjent może odpowiedzieć "nie". [14] Pacjenci ze zjawiskiem echa mogą wykazywać inne *cechy związane z bodźcami.* [14] Są to przykłady "zachowań użytkowych", które odnoszą się do automatycznego wywoływania instrumentalnie poprawnych, ale bardzo przesadzonych lub niewłaściwych reakcji na bodźce środowiskowe. [44] Są one zazwyczaj spowodowane upośledzeniem płata czołowego. Wśród pacjentów z katatonią *cechy związane z bodźcami* przejawiają się kompulsywnym dotykaniem, podnoszeniem przedmiotów, wielokrotnym włączaniem i wyłączaniem światła, zawłaszczaniem majątku innych pacjentów, wchodzeniem do pokoi innych pacjentów lub leżeniem na ich łóżkach. [14, 44]

Powtarzające się zachowania ruchowe

Trzy rodzaje powtarzalnych zachowań ruchowych mowy i ruchu są powszechne wśród pacjentów z katatonią. Są one nieco inaczej definiowane przez różnych autorów i mają tendencję do łączenia się ze sobą, co często utrudnia rozróżnienie między nimi. *Manieryzm* to powtarzające się ruchy, które są wykonywane dobrowolnie i wydają się być ukierunkowane na cel, lub przynajmniej częściowo. Są one jednak dziwne i niezwykłe i wyraźnie wyrwane z kontekstu. Ruchy te były prawdopodobnie adaptacyjne w pewnym momencie w przeszłości, ale pacjenci z katatonią wykonują te ruchy powtarzalnie bez wyraźnego celu i w sposób przesadny. Mogą one przejawiać się w mowie, gestach, chodzie, ubieraniu się lub pisaniu pacjenta. [7, 14, 15, 28, 36-38, 43] *Manieryzm* został również nazwany *"dziwactwem"*, ale *"dziwactwo" odnosi się* zazwyczaj do groteskowych zniekształceń ruchów i postaw, bez celu lub pozornego celu. [36] *Stereotypy* są natomiast wyraźnie niecelowymi ruchami, które są wielokrotnie wykonywane w jednolity sposób. [7, 14, 15, 28, 36-38, 43] *Stereotypy* mogą być proste lub złożone i występują jako powtarzające się ruchy lub powtarzające się wypowiedzi. Przykłady *stereotypowych* ruchów obejmują marszczenie nosa, ruchy ust, szczęk lub oczu, stukanie, kołysanie, klepanie, szarpanie, wąchanie lub wciąganie. Powtarzanie zwrotów i zdań w bezsensowny sposób nazywane jest *werbalizacją. Werbigacja* może polegać na ciągłym i bezkierunkowym powtarzaniu pojedynczych słów lub zwrotów w monotonie, lub na ciągłych, niezrozumiałych żargonach, w których osadzone są *stereotypy.* [14, 15, 36, 38] Mogą być spontaniczne lub tworzone w odpowiedzi na pytania. Podczas gdy *stereotypy* są zazwyczaj spontanicznymi nieprawidłowymi ruchami, *wytrwałość* jest ruchem indukowanym. Występuje jako bezsensowne powtórzenie działania ukierunkowanego na cel, które już spełniło swoje zadanie. [7, 14, 15, 28, 36-38, 43] Na przykład, gdy pacjent proszony jest o pokazanie języka, może to zrobić odpowiednio, ale gdy poproszony jest o podniesienie ręki, może nadal gasić język. *Wytrwałość* jest zazwyczaj bardziej widoczna w mowie, gdy pacjenci powtarzają początkową prawidłową odpowiedź na wszystkie zadane później pytania. *Palilalia* i *logoklonia* to szczególne formy *wytrwałości* słownej lub *stereotypów*. [14, 36, 38] W *palilaliach* wytrwałe słowo jest powtarzane z coraz większą częstotliwością. W *logoklonii powtarzana jest* ostatnia sylaba ostatniego słowa, na przykład: "Chciałbym wyjść, wigilia, wigilia".

Zaburzenia mowy

Oprócz echolalii i powtarzających się zaburzeń mowy, u pacjentów z katatonią mogą występować inne nieprawidłowości w mowie. [36] Pacjenci mogą mówić w dziwny, mimowolny sposób, jakby nie znali języka, którym się posługują. Mogą być obecne nietypowe intonacje, mowa nosowa lub zaburzenia artykulacji. Niektórzy pacjenci mogą nigdy nie mówić ponad szeptem, a ich głos może wydawać się uduszony (*"wurgstimme" po* niemiecku).

Inne oznaki i objawy ruchowe

U pacjentów z katatonią mogą występować wszelkiego rodzaju mimowolne, mimowolne ruchy, w tym dyskinezje, drżenia, tiki lub ruchy choreoathetoidalne. [36] Skurcze, zniekształcenia, tiki lub dziwny wyraz twarzy mogą powodować charakterystyczny grymas *twarzy* katatonii. [7, 14, 15, 43] Odruchy zwolnienia, takie jak odruch *chwytania*, w którym pacjent automatycznie chwyta wszystkie przedmioty znajdujące się w jego dłoni, mogą być również obserwowane. [7, 14, 36, 43]

EMOCJONALNE I SUBIEKTYWNE DOŚWIADCZENIE W KATATONII

Badania nad emocjonalnymi i subiektywnymi aspektami katatonii zostały stosunkowo zaniedbane prawdopodobnie dlatego, że nie zostały uznane za tak znaczące jak cechy motoryczne. [18, 22] Jak wspomniano powyżej, Hoch w swoim opisie "łagodnych stuporów" przyznał centralne miejsce zakłóceniom afektu. [42] Według Hoch ta zmiana afektu była kardynalnym objawem osłupienia i charakteryzowała się "apatią", "emocjonalnym ubóstwem" i "brakiem uczuć". Towarzyszył temu brak energii i brak woli kontynuowania normalnego życia. Hoch dodatkowo odróżnił stan od blokady emocjonalnej, wskazując na konkretne dowody niepokoju i cierpienia przekazywane przez pacjenta poprzez gesty lub mowę. Zmniejszenie reakcji afektywnej skutkowało albo ograniczeniem ekspresji emocjonalnej, albo "dysocjacją" afektu. Przykładami takich "dysocjacji" przytoczonych przez Hoch'a były stany zakłopotania lub oszołomienia wywołane przez skrajny niepokój, czy też odosobnione i niestosowne wyrażanie emocji przypominające niespójność emocjonalną obserwowaną w schizofrenii.

Zgodnie z opisami zaburzeń emocjonalnych przez Hoch'a, subiektywne lub emocjonalne doświadczenia katatonii są dobrze znane i wykazują skrajną zmienność. [1, 6, 18, 19, 29, 31, 42] Z jednej strony wydaje się, że następuje stępienie reakcji emocjonalnej, któremu towarzyszy zubożenie myśli. Jest to szczególnie widoczne w istotnym związku między negatywnymi objawami a cechami katatonicznymi u pacjentów ze schizofrenią i katatonią. [18] Z drugiej strony, pacjenci mogą zgłaszać intensywny niepokój i lęk lub obawę przed śmiercią w katatonii, co jest zwykle związane z trwającymi urojeniami i halucynacjami. Często wspomina się o silnych, intensywnych i niekontrolowanych popędach, a także o uczuciach euforii, egzaltacji czy ekstazy, którym towarzyszą wspaniałe pomysły. [19] Inni pacjenci zgłaszają stany oszołomienia i sensację czasu w stanie spoczynku. W związku z tym wielu odzyskanych pacjentów nie jest w stanie jasno opowiedzieć o tym, czego doświadczyli w stanie katatonicznym. Zmienność reakcji emocjonalnych w katatonii najlepiej ilustrują badania Northoffa. [29] Pacjenci tych badań opisywali cały szereg reakcji emocjonalnych, począwszy od afektu płaskiego, opóźnionej reakcji afektywnej, ambiwalencji lub jednoczesnej obecności sprzecznych emocji, lęku lub wściekłości, podniecenia oraz "kompulsywnych" lub niekontrolowanych reakcji emocjonalnych. Wielu pacjentów zgłaszało, że są przytłoczeni tymi emocjami i przypisywali swoje nieprawidłowości ruchowe intensywnym stanom emocjonalnym, których doświadczają. Najczęstszym zgłaszanym zaburzeniem emocjonalnym był lęk związany z urojeniami lub halucynacjami. Rosebush i Mazurek stwierdzili, że ponad 60% pacjentów z katatonią wtórną do zaburzeń nastroju zgłaszało takie stany intensywnego lęku lub strachu poprzedzającego niemobilność, podczas gdy tylko 30% osób z katatoniczną schizofrenią zgłaszało podobne emocje. [31] Pacjenci, którzy zgłaszali takie stany lękowe, częściej reagowali na lorazepam. [22, 31]

ANOMALIE POZNAWCZE I PERCEPCYJNE

Powszechnie wiadomo, że pacjenci mogą mieć urojenia lub mieć halucynacje, gdy znajdują się w stanie katatonicznym. Pacjenci często są całkowicie zajęci tymi psychotycznymi doświadczeniami. Można to zrobić z ich ciągłych ruchów warg lub oczu lub całkowitej nieświadomości do otoczenia. [18, 36] Oprócz tych objawów psychotycznych pacjenci mogą wykazywać również szereg deficytów poznawczych. Upośledzenie procesów myślowych i niejasności w przywoływaniu są powszechne w katatonii. Mówiąc dokładniej, zgłoszono deficyty pamięci, a nawet trwałe upośledzenia funkcji poznawczych. [1, 45, 46] opisy Kahlbauma sugerowały ogólne pogorszenie procesów psychicznych w przebiegu katatonii. [26, 27] U pacjentów ze schizofrenią katatoniczną odnotowano deficyty pamięci, a u niektórych pacjentów odnotowano również stosunkowo trwałe zaburzenia funkcji poznawczych. [45, 46] Szersze badania neuropsychologiczne pacjentów, którzy wyzdrowieli z katatonii ujawniły nienaruszoną ogólną inteligencję, uwagę lub funkcje wykonawcze, ale braki w funkcji wizualno-przestrzennej szczególnie związane z prawej kory ciemieniowej, zaburzenia podejmowania decyzji i braki w samoocenie. [29] Pacjenci z katatonią często pozostają nieświadomi swojej choroby i mogą zaprzeczyć, że mają problemy. [1, 6, 14, 29] Bardziej specyficzną formą tego zaprzeczenia jest zjawisko *anosognozji ruchowej*, w którym pacjenci mimo świadomości swojego bardzo niespokojnego stanu emocjonalnego nie wydają się być świadomi swoich nieprawidłowości ruchowych. [29] Northoff stwierdził, że pacjenci z katatonią nie uważali swoich ruchów lub postawy za nienormalne. [29] Postawie nie towarzyszyło żadne poczucie wysiłku. Pacjenci nie zgłaszali również żadnego zmęczenia ani bólu pomimo utrzymywania nieprawidłowej postawy przez całe godziny.

INNE OZNAKI I OBJAWY

W katatonii zgłaszanych jest wiele innych zaburzeń zachowania i są one ujęte w różnych skalach stosowanych do oceny stanu chorobowego. [7, 28, 43] Obejmują one *impulsywność*, która objawia się jako niewłaściwe zachowania bez wyjaśnienia, lub nagłe zmiany w zachowaniu bez prowokacji, oraz *bojowość* lub nagłą wrogość, która polega na nagłym uderzaniu w innych w sposób nie będący celem. Zgłaszano zaburzenia autonomiczne, takie jak wahania temperatury, ciśnienia krwi, pulsu, częstości oddechu i/lub diaforezy. [14, 38] Jeżeli są one oznaczone, mogą prowadzić do powstania postaci katatonii znanej jako "śmiertelna" lub "złośliwa", która jest bardzo podobna do neuroleptycznego zespołu złośliwego (NMS). [6, 14, 31, 21, 38]

WIELE FORM KATATONII

Znanych jest wiele form i prezentacji zespołu katatonicznego i toczy się dyskusja o tym, jak najlepiej je sklasyfikować. [3, 6, 14-16, 47, 48] Można jednak łatwo odróżnić formy katatonii "łagodne" lub "niezłośliwe" od form ostrzejszych lub "złośliwych". Wśród form "łagodnych" najczęściej spotykaną jest opóźniona lub ostra porowata odmiana katatonii, znana również jako "zespół Kahlbauma" lub "łagodne osłupienie". "Podniecona postać katatonii jest mniej powszechna, ale może występować na przemian ze stanami porowatymi.

Powtarzającą się formą katatonii podnieconej, występującą wśród pacjentów ze schizofrenią, jest "okresowa katatonia". Po raz pierwszy opisał to Gjessing, [49] i przedstawia naprzemienne okresy *osłupienia* i podniecenia. [3, 14-16] Okresowa katatonia została opisana jako rzadki dziedziczny podtyp schizofrenii katatonicznej z potwierdzonym miejscem podatności na chromosom 15. Gjessing sugerował, że naprzemienny wzorzec *osłupienia* i pobudzenia obserwowany w okresowej katatonii związany jest z cyklicznymi zaburzeniami bilansu azotowego i może być leczony ekstraktami hormonów tarczycy. Jednakże stan nosologiczny okresowej katatonii jest nadal niepewny. [6, 38] Badania uzupełniające u pacjentów z okresową katatonią wykazały, że ich rokowanie było złe i że rzadko reagowali oni na leczenie benzodiazepinami lub ECT. 3

Trzecia odmiana katatonii jest podniecającą formą katatonii określaną jako "katatonia deliryczna". Nazywany również "delirious mania" zespół ten charakteryzuje się szybkim początkiem manii, psychozy, wybitnych objawów katatonicznych, jak również dezorientacji i dezorientacji. [50] Objawy katatonii na ogół składają się z katatonicznego podniecenia, które przedstawia się jako nadmierna aktywność ruchowa i dezorganizacja mowy i myśli. Jednakże mogą być również obecne objawy porowate lub opóźnione, takie jak mutyzm, bezruch, negatywizm lub postawa. [14, 50] Stan ten początkowo uważany był za ekstremalną i potencjalnie zagrażającą życiu formę manii. Fink i Taylor pojęli jednak delirious mania jako podtyp katatonii w oparciu o wyraźne cechy katatonicznego podniecenia i odpowiedzi na lorazepam lub ECT. [14] Inni uznali ją za nieodłączną od "złośliwej" katatonii z objawami maniakalnymi. [51] Chociaż takie cechy mania delirious w tym mania, psychosis catatonia i delirium zostały potwierdzone, nadal nie jest pewne, czy stan jest podtypem choroby dwubiegunowej, podtypem katatonii lub zespół z wieloma etiologiami. [50] Niemniej jednak, mania deliryczna może nie być rzadkim schorzeniem, jak sądzono i aż 15% chorych na manię może występować w tej formie. [50] Delirious mania z wyraźnymi objawami katatonicznymi i cechami sugerującymi NMS są nie do odróżnienia od pacjentów z "złośliwą" katatonią. Neuroleptycy są przeciwwskazani u pacjentów z tak poważnymi formami delirycznej manii, ponieważ mogą one wytrącać NMS. W takich przypadkach preferowaną opcją jest szybkie leczenie lorazepamem lub ECT. Nakładanie się katatonii z delirium również stwarza szczególne trudności diagnostyczne. Obecne klasyfikacje, takie jak DSM-5, nie pozwalają na rozpoznanie katatonii wyłącznie w przebiegu delirium, choć objawy i oznaki katatoniczne pojawiają się u dużej części pacjentów z delirium. [7, 51] Dlatego rozsądniej byłoby klasyfikować pacjentów ze współistniejącym delirium i katatonią oddzielnie i rejestrować obecność obu schorzeń. Zarówno katatonia jak i delirium wykazują ostre wahania stanu psychicznego i formy pobudzone/hiperkinetyczne lub porowate/hipokinetyczne. Oba są związane z podstawowymi przyczynami medycznymi. Jednak rozróżnienie między nimi jest kluczowe, ponieważ katatonia odpowiada na lorazepam i ECT, podczas gdy delirium jest zwykle leczone antypsychotycznymi lekami. [1,7] W niektórych przypadkach normalne EEG może odróżnić katatonię od delirium. Jednak u większości pacjentów ze współistniejącym delirium i katatonią rozpoznanie delirium będzie miało pierwszeństwo, a objawy ustąpią przy zastosowaniu małych dawek leków przeciwpsychotycznych i leczeniu podstawowej choroby. Gdy objawy katatonii są widoczne i utrzymują się pomimo leczenia przyczyny medycznej lub występują niepokojące objawy, takie jak hiperpyreksja, sztywność i skrajna niestabilność autonomiczna, często uzasadnione jest przeprowadzenie badania lorazepamu lub ECT. 1

Od dłuższego czasu w literaturze mówi się o "złośliwych" postaciach katatonii ("śmiertelnej" lub "szkodliwej" katatonii) charakteryzujących się hiperpreksją, zmienionym czujnikiem, ciężką sztywnością i rozległymi zaburzeniami autonomicznymi. Często są one nie do odróżnienia od NMS, choć dokładny związek pomiędzy tymi dwoma warunkami jest kwestią sporną. [6, 14, 21, 31, 38] Zasugerowano, że ze względu na podobieństwo prezentacji i reakcji na lorazepam lub ECT "złośliwą" katatonię i NMS należy uznać za to samo zaburzenie. [52] Alternatywnie, NMS mogą być uważane za neuroleptyczną formę "złośliwej" katatonii. [38] Inni podkreślają rozróżnienie między tymi dwoma warunkami. [53, 54] Podczas gdy "złośliwa" katatonia zaczyna się zazwyczaj od ekstremalnego podniecenia psychotycznego, NMS zaczyna się od hiperpirydii, ciężkiej sztywności, zmienionego czucia i skrajnej niestabilności autonomicznej. [53] W przeglądzie charakterystyki psychopatologicznej i patofizjologicznej katatonii i NMS Northoff stwierdził, że istnieją zarówno podobieństwa, jak i różnice między tymi dwoma warunkami. [54] Podobieństwa dotyczyły obecności akinezji, objawów wegetatywnych oraz skuteczności terapeutycznej lorazepamu i ECT. Objawy motoryczne i afektywne katatonii są jednak bardziej prawdopodobne w związku z dysfunkcją korową, podczas gdy podobne objawy w NMS były bardziej prawdopodobne w związku z blokadą receptorów dopaminowych w prążkach, prowadzącą do dysregulacji obwodów podkorowo-korowych. Pomimo debaty o pokrywaniu się z NMS pewne fakty dotyczące "złośliwej" katatonii są bezsporne. Po pierwsze, istnieje znaczna zgodność co do tego, że obecność katatonii znacznie zwiększa ryzyko rozwoju NMS, jeśli pacjenci są narażeni na kontakt z neuroleptykami. [31, 38] Dostępne dowody wskazują, że pacjenci z katatonią narażeni na działanie neuroleptyków, nawet w małych dawkach, są w znacznym stopniu narażeni na ryzyko rozwoju NZN. [14, 31, 38, 55] Chociaż dokładny odsetek pacjentów z katatonią, u których rozwijają się NZN z udziałem neuroleptyków, nie jest jasny, to częstość występowania NZN u osób z katatonią wydaje się być znacznie wyższa niż w grupie niekatonicznej narażonej na kontakt z neuroleptykami. [31] Co ciekawe, niski poziom żelaza w surowicy może przewidywać ryzyko rozwoju NMS w przypadku narażenia na działanie neuroleptyków u pacjentów z katatonią. Po drugie, jest dość oczywiste, że "złośliwa" katatonia jest najcięższą i potencjalnie śmiertelną formą katatonii. [55] Implikacje tych obserwacji są również dwojakie. Po pierwsze, należy unikać leczenia neuroleptykami u wszystkich pacjentów z katatonią deliryczną lub maniakalnością deliryczną wykazujących wyraźne objawy katatonii. Po drugie, chorzy z "złośliwą" katatonią i cechami NZN powinni być leczeni w sposób agresywny albo za pomocą wysokich dawek benzodiazepin, albo raczej TK. [7, 14, 31, 38, 55]

WIELE PRZYCZYN KATATONII

Trzy najczęstsze przyczyny katatonii to zaburzenia nastroju, stan zdrowia i schizofrenia. Chociaż częstość występowania katatonii jest bardzo zróżnicowana w poszczególnych badaniach w zależności od ich okresu czasu lub położenia geograficznego, istnieje znaczna zgodność co do tego, że około 20% -30% pacjentów cierpi na schorzenie nastroju, zwykle afektywne dwubiegunowe; 20% -25% cierpi na schorzenie podstawowe, podczas gdy tylko około 10% - 15%

pacjentów cierpi na schizofrenię jako podstawową przyczynę. [1-4, 6, 7, 14, 21, 31] Ostra porowata postać katatonii wydaje się być bardziej powszechna wśród osób z zaburzeniami nastroju lub stanami chorobowymi, a prezentacja katatonii jest identyczna wśród tych dwóch odmian etiologicznych. [2, 4, 6, 21, 24] Chociaż wśród pacjentów ze schizofrenią mogą występować ostre formy katatonii, istnieją pewne dowody na to, że katatonia w schizofrenii jest częściej przewlekła i występuje głównie u pacjentów długoterminowych lub przebywających w szpitalu. [2, 4] W przeciwieństwie do bezruchu i mutyzmu, które często charakteryzują formy ostre, przewlekłe formy katatonii, charakteryzują się głównie stereotypami, manierami, ruchami automatycznymi i dziwaczną postawą. [2, 4, 21] Formy przewlekłe są również mniej wrażliwe na lorazepam lub terapię elektrowstrząsami, które są bardzo skuteczne w ostrych odmianach porowatych towarzyszących zaburzeniom nastroju lub stanom chorobowym. [2, 4, 21, 31]

KATATONIA W SCHIZOFRENII I ZABURZENIACH NASTROJU

Toczy się dyskusja na temat tego, czy którykolwiek z katatonicznych objawów wykorzystywanych do diagnozy występuje częściej w schizofrenii katatonicznej niż w katatonii związanej z zaburzeniami nastroju. Duża część tej niepewności wynika z braku danych badawczych dotyczących tego aspektu. Badania nad porównaniem katatonii w schizofrenii z zaburzeniami nastroju są ograniczone. Szczególny brak jest porównań katatonii pomiędzy tymi dwoma zaburzeniami. Brak danych jest dodatkowo potęgowany przez trudności metodologiczne w definiowaniu i operacjonalizacji katatonii.

Niemniej jednak badania wśród chorych na schizofrenię lub zaburzenia nastroju wydają się wskazywać na duży stopień pokrywania się cech katatonicznych pomiędzy tymi dwoma zaburzeniami. Na przykład w kilku badaniach składających się głównie lub wyłącznie z pacjentów ze schizofrenią katatoniczną stwierdzono wszystkie rodzaje katatonicznych objawów i objawów oraz różne postaci katatonii, takie jak katatonia podniecona lub opóźniona w tej grupie pacjentów. [13, 56-60] Podobnie badania nad pacjentami z zaburzeniami nastroju również wykazały obecność każdego możliwego objawu katatonicznego, zwłaszcza u osób z manią lub chorobą dwubiegunową. [61-64] Z drugiej strony, w niektórych badaniach nad pacjentami z przewlekłą i ciężką schizofrenią stwierdzono częstsze występowanie u nich objawów motorycznych, takich jak maniery, grymasy, stereotypy i zaburzenia mowy. Te objawy ruchowe wydają się również występować częściej w przewlekłej schizofrenii niż mutyzm i bezruch, które inaczej są najczęstszymi cechami katatonii. [65-67] Zadziwiająco mało jest porównań pomiędzy schizofrenią katatoniczną a katatonią związanych z zaburzeniami nastroju. Sam Kraepelin uważał, że spośród wszystkich objawów katatonicznych, negativizm i manieryzm były bardziej charakterystyczne dla schizofrenii, natomiast elastyczność woskowa, zjawiska echa i osłupienie w połączeniu z katapleksją stwierdzono również wśród pacjentów z chorobami maniakalno-depresyjnymi. [2] Bonner i Kent porównali 100 kolejnych pacjentów z "maniakalnym podnieceniem" i 100 kolejnych pacjentów z "schizofrenią wzburzoną". [68] Chociaż pewne cechy, takie jak blokowanie, woskowa elastyczność, stereotypowa mowa i negatywizm były częstsze w grupie z schizofrenią, większość objawów i objawów katatonicznych była jednakowo powszechna w obu grupach. Niektóre z nowszych porównań również nie były w stanie znaleźć żadnych większych różnic pomiędzy katatonią związaną z schizofrenią lub zaburzeniami nastroju, poza tym, że podniecenie katatoniczne wydaje się być bardziej charakterystyczne dla manii, podczas gdy grymas, stereotypy, werbigacja, lub woskowa elastyczność są zwykle częściej w tych z schizofrenii. [30, 69,]

[70] Wyjątkiem od tej tendencji były badania przeprowadzone wśród młodzieży, które wykazały kilka istotnych różnic pomiędzy katatonią występującą w schizofrenii a zaburzeniami nastroju. [71] W tym badaniu schizofrenia katatoniczna w porównaniu z katatonią w zaburzeniach nastroju była znacznie bardziej podstępna w początkowym okresie, mają większą dotkliwość choroby, dłuższy czas trwania objawów katatonicznych i bardziej długotrwałe hospitalizacje. Ponadto, mimo że wszystkie objawy i oznaki katatoniczne występowały w obu grupach, ruchy automatyczne i stereotypy były istotnie związane ze schizofrenią, natomiast mutyzm i otępienie były istotnie związane z zaburzeniami nastroju.

Kilka badań analitycznych nad czynnikami, głównie nad schizofrenią katatoniczną, określiło jeden do siedmiu czynników, które uznawane są za stanowiące zespół katatoniczny. [2, 3, 14] Zgodnie z wynikami innych badań, struktury czynnikowe katatonii uzyskane wśród osób ze schizofrenią, depresją i manią są w dużej mierze podobne. Analiza czynnikowa pierwotnych pacjentów Kahlbauma wykazała istnienie czynnika neurologicznego i "depresji psychotycznej". [72] Abrams i wsp. przeprowadzili analizę czynnikową na 55 kolejnych hospitalizowanych pacjentach psychiatrycznych z katatonią i manią. [73] Z próbki wyodrębniono dwa czynniki, w tym czynnik "osłupienia negatywistycznego" (mutyzm, negatywizm, osłupienie) oraz "klasyczny" czynnik katatoniczny (mutyzm, stereotypy, katalepsa, automatyczne posłuszeństwo). Tylko ten drugi kojarzył się z manią. W innym badaniu 34 pacjentów z ostrą katatonią stwierdzono cztery czynniki (afektywny, hipoaktywny, nadpobudliwy, behawioralny) niezależnie od diagnozy. [74] Porównanie struktury czynnikowej wśród pacjentów z katatonią spowodowaną zaburzeniami nastroju i schizofrenią dało nieco odmienne wyniki. Grover i wsp. znaleźli czynnik pobudzający i opóźniający w próbie pacjentów z katatonią zarówno w grupie zaburzeń nastroju, jak i psychoz. [70] W badaniu 130 pacjentów Stuivenga i Morrens znaleźli sześć czynników, które złożyły się na zespół katatoniczny. [75] Nie stwierdzono różnic w strukturze czynnikowej katatonii między grupą z psychozy a grupą z zespolonym zaburzeniem nastroju, natomiast różnice odnotowano w porównaniach pacjentów z chorobą dwubiegunową, psychozą i istotnym zaburzeniem depresyjnym. Ponadto stwierdzono różnice w korelacji różnych czynników z objawami maniakalnymi lub psychotycznymi. Ostatecznie Krueger i wsp. przeprowadzili ekspercka analizę czynnikową katatonii wśród 164 pacjentów z różnymi rozpoznaniami. [76] W badaniu tym zidentyfikowano cztery czynniki. Obejmowały one katatoniczne podniecenie, nieprawidłowe mimowolne ruchy/manneryzmy, zaburzenia wolicji/katalepii oraz katatoniczne hamowanie. Porównania pomiędzy różnymi grupami diagnostycznymi wykazały, że schizofrenia katatoniczna wiązała się głównie z nieprawidłowymi ruchami mimowolnymi/manneryzmami i wolicjonalnymi zaburzeniami/czynnikiem kataleptycznym; mania była reprezentowana głównie przez czynnik katatonicznego pobudzenia, natomiast depresja charakteryzowała się czynnikiem katatonicznego zahamowania.

Reakcja na leczenie: Inną ważną różnicą, która została zauważona pomiędzy katatonią związaną ze schizofrenią a zaburzeniami nastroju jest różnicowa odpowiedź tych schorzeń na benzodiazepiny i ECT. Chociaż nie ma badań kontrolowanych losowo, istnieją istotne dowody sugerujące, że ponad 80% pacjentów z zaburzeniami nastroju wykazuje szybkie i zdecydowane ustępowanie objawów katatonicznych i objawów z zastosowaniem benzodiazepin i ECT. [31] Jednak osoby z rozpoznaniem schizofrenii nie są prawie tak samo zadowolone; tylko 20%-50% pacjentów z objawami katatonicznymi w kontekście schizofrenii odpowiada na benzodiazepiny; odpowiedź na ECT jest również mniej dramatyczna w porównaniu z zaburzeniami nastroju. [2, 31, 77]

Wynik i rokowanie: Jest to dobrze ugruntowane ustalenie, że rokowanie w przypadku katatonii jest funkcją podstawowego zaburzenia. [38] Nie jest zatem zaskakujące, że schizofrenia katatoniczna ma stosunkowo słabe rokowanie i wynik, w porównaniu z katatonią związaną z zaburzeniami nastroju. [1-3] Wydaje się to być szczególnie prawdziwe w przypadku pacjentów z przewlekłą i ciężką schizofrenią katatoniczną. [67] Natomiast katatonia wśród zaburzeń nastroju wykazuje znacznie lepsze rokowanie. [63, 78] Levenson i Pandurangi przedstawili przybliżoną ocenę rokowania względnego według stanu pokrewnego od najlepszego do najgorszego jako: zaburzenie nastroju bez katatonii, depresja z katatonią, katatonia okresowa, psychozy cykloidalne z katatonią, choroba dwubiegunowa z katatonią, schizofrenia katatoniczna, a następnie schizofrenia niekatoniczna. [79]

Pomimo ograniczonej ilości pracy w zakresie porównania katatonii w schizofrenii i zaburzeniach nastroju, większość danych badawczych wydaje się wskazywać na znaczne pokrywanie się profilu klinicznego katatonii pomiędzy tymi dwoma stanami. Doprowadziło to wielu recenzentów do wniosku, że podstawowe cechy katatonii są takie same niezależnie od tego, czy schorzenie występuje w kontekście nastroju, zaburzenia psychotycznego czy medycznego. [1, 6] Jednocześnie istnieją spójne dowody na istnienie pewnych istotnych różnic. Współczesne badania wskazują, że katatonia związana z zaburzeniami nastroju jest znacznie bardziej powszechna niż schizofrenia katatoniczna. Katatonia występująca w kontekście zaburzeń nastroju jest bardziej skłonna do występowania typu ostrego, porowatego, charakteryzującego się głównie mutyzmem i niemobilnością. Dodatkowo, podniecenie katatoniczne wydaje się być bardziej powszechne w chorobie dwubiegunowej niż schizofrenii. Natomiast katatonia występująca w schizofrenii, szczególnie przewlekłej, jest bardziej podstępna w początkowym stadium i charakteryzuje się głównie zaburzeniami motoryki, takimi jak manieryzm, stereotypy, grymasienie i zaburzenia mowy. Katatonia związana z zaburzeniami nastroju jest bardziej prawdopodobne, aby być obecne wśród ciężko chorych pacjentów, podczas gdy przewlekle chorych są bardziej prawdopodobne do obecności z podstępnie występujących, mniej widocznych zaburzeń psychoruchowych zgodne z rozpoznaniem schizofrenii. W konsekwencji dłuższy okres obserwacji jest często potrzebny do pewnego rozpoznania katatonii wśród osób z przewlekłą schizofrenią.[2] Znajduje to najlepsze odzwierciedlenie w ICD-10: Kryteria diagnostyczne dla badań, które wymagają minimalnego czasu trwania 2 tygodni na rozpoznanie schizofrenii katatonicznej.[80] Wreszcie, odpowiedź na leczenie benzodiazepinami i ECT jest gorsza w schizofrenii katatonicznej w porównaniu z katatonią związaną z zaburzeniami nastroju, podobnie jak ogólne rokowanie i wynik tego stanu w schizofrenii. Czy ustalenia te powinny mieć jakikolwiek wpływ na sposób definiowania i opisywania katatonii w oficjalnych klasyfikacjach? Jeśli chodzi o definicję katatonii, wydaje się, że większość autorów zgadza się, że istnieje potrzeba "jednolitości w sposobie traktowania katatonii w odniesieniu do różnych zaburzeń".[4] Jednocześnie trudno jest pominąć istotne różnice między katatonią w zaburzeniach nastroju a schizofrenią, które zdają się wynikać z (nieco skąpej) literatury przedmiotu. Kompromisowym rozwiązaniem mogłoby być zachowanie spójności kryteriów definiujących katatonię w odniesieniu do wszystkich podstawowych zaburzeń, przy jednoczesnym podkreśleniu istotnych różnic między zaburzeniami nastroju i schizofrenią w ramach powiązanych cech lub różnicowej diagnostyki katatonii. Wydaje się, że zmiany wprowadzone w DSM-5 do kryteriów dotyczących katatonii są zgodne z tym podejściem. [81] Zmiany te obejmują wspólny zestaw kryteriów do diagnozowania katatonii we wszystkich zaburzeniach, stosowanie katatonii jako specyficznego określenia schizofrenii, poważnych zaburzeń nastroju, schizoafektywnych zaburzeń, schizofrenii, krótkotrwałych zaburzeń psychotycznych i zaburzeń psychotycznych wywołanych przez substancję. Dodatkowo DSM-5 zawiera nową kategorię szczątkową katatonii "nieokreśloną inaczej", przeznaczoną do wczesnego diagnozowania i specyficznego leczenia katatonii u ciężko chorych, dla których podstawowa diagnoza nie jest znana. Mamy nadzieję, że wszystkie te zmiany nie tylko pomogą w dalszych badaniach nad wieloma bez odpowiedzi na pytania dotyczące katatonii, ale także pomogą w szybszym rozpoznawaniu katatonii i szybkim wprowadzeniu skutecznego leczenia tego schorzenia.

KATATONIA W ZABURZENIACH MEDYCZNYCH ("ORGANICZNA" KATATONIA)

Chociaż rozpoznanie katatonii przez długi czas wiązało się ze schizofrenią, to w latach 70. zaczęło się zmieniać. W serii artykułów w latach siedemdziesiątych XX wieku Taylor i Abrams stwierdzili, że katatonia występuje częściej u osób z zaburzeniami nastroju niż schizofrenia. [3, 17] Mniej więcej w tym samym czasie Gelenberg w swoim artykule z 1976 roku wymienił zaburzenia neurologiczne i medyczne jako możliwe przyczyny katatonii. [82] Jednakże badania nad katatonią wtórną w stosunku do ogólnych warunków medycznych (lub katatonią "organiczną") były rzadkie. Niemniej jednak, jest oczywiste, że katatonia nie jest rzadkością wśród pacjentów z zaburzeniami fizycznymi. Kilku autorów zgłosiło, że u 20% do 39% pacjentów z katatonią zespół ten jest wtórny w stosunku do stanu chorobowego. [1, 83-86] Inni oszacowali częstość występowania katatonii medycznej na 7% do 45% w różnych środowiskach klinicznych i 20% do 25% w jednostkach psychiatrycznych. [87] Rzeczywiście, jeśli wziąć pod uwagę "złośliwe" formy katatonii nieodróżnialne od NMS, to katatonia wtórna do zaburzeń medycznych jest nawet bardziej powszechna niż katatonia spowodowana zaburzeniami nastroju lub schizofrenią. [51] Lista stanów chorobowych leżących u podstaw katatonii jest długa. Zgłoszono ponad sto chorób medycznych powodujących katatonię, a doniesienia o katatonii występującej z nowszymi zaburzeniami medycznymi wciąż poszerzają tę listę. [6] Niemniej jednak, medyczne przyczyny katatonii mogą być dogodnie pogrupowane w szerokie kategorie przyczyn neurologicznych, związanych z substancjami i metabolicznych. [83, 87] Zaburzenia neurologiczne, głównie zapalenie mózgu, wydają się być jedną z najczęstszych przyczyn katatonii medycznej. [83, 86, 88] Kwestia przyczynowości jest jednak nadal dokuczliwa. [1, 83, 88] W wielu przypadkach związek przyczynowy między schorzeniami a katatonią nie może być ustalony z wystarczającą pewnością. Obecność wielu czynników medycznych i związek z zaburzeniami psychicznymi powoduje dalsze trudności w przypisywaniu katatonii do konkretnej przyczyny medycznej. [83, 88, 89] Profil katatonii ze względu na stan zdrowia wydaje się być bardzo podobny do profilu katatonii związanej z zaburzeniami nastroju lub schizofrenią. [51, 83, 86, 89, 90] W obszernym przeglądzie literatury przedmiotu, a także w retrospektywnym i prospektywnym badaniu pacjentów z katatonią spowodowaną stanami chorobowymi, Carroll i wsp. stwierdzili, że obraz kliniczny katatonii medycznej nie różni się od katatonii psychiatrycznych. [88] Ponadto, podobnie jak u pacjentów z katatonią spowodowaną innymi schorzeniami, ci z katatonią związaną z warunkami fizycznymi wydają się odpowiadać na test prowokacji lorazepamu z czasowym odwróceniem objawów katatonicznych. [89-92] Różne predykatory, takie jak brak wywiadu psychiatrycznego, obecność napadów w wywiadzie amobarbitalnym, odpowiedź na wywiad amobarbitalny i nieprawidłowe EEG, zostały zaproponowane jako biomarkery dla ustalenia rozpoznania katatonii medycznej, ale ustalenia w tym zakresie nie były spójne. [86, 89] Biorąc pod uwagę znaczne nakładanie się na siebie objawów katatonii związanych z zaburzeniami medycznymi i psychicznymi, zaleca się, aby wszyscy pacjenci byli oceniani zarówno pod kątem stanów medycznych, jak i psychiatrycznych, niezależnie od przypuszczalnej przyczyny. [6, 82, 87, 89] Chociaż odpowiedź zarówno na lorazepam jak i ECT została stwierdzona u pacjentów z katatonią wtórną do zaburzeń medycznych, [38, 51] wynik jest bardzo zmienny i może być słaby w zależności od charakteru schorzenia. [93]

ROZPOZNANIE KATATONII I JEJ PRZYCZYN

Diagnoza katatonii jest w zasadzie procesem trzyetapowym. [3, 6, 7, 14, 24] Te trzy kroki można określić jako wykrycie, zbadanie i potwierdzenie.

Detektywie: Wysoki wskaźnik podejrzeń jest potrzebny do wykrycia obecności zespołu katatonicznego. Przeprowadzono debatę na temat tego, który z licznych objawów lub oznak najlepiej pomaga w odpowiednim wykryciu katatonii. Pierwotny wykaz 17 znaków i objawów Kahlbauma został następnie uzupełniony, a obecne wykazy zawierają często ponad 40 znaków i objawów. [1, 14] Badanie przeprowadzone przez Peralta i Cuesta [57] wśród pacjentów ze schizofrenią katatoniczną obejmowało listę 11 klasycznych objawów ruchowych. Okazały się one wysoce dyskryminujące i przydatne w diagnozowaniu katatonii. Trzy lub więcej z tych objawów można by wykorzystać do rozpoznania zespołu katatonicznego z czułością 100% i swoistością 99%. W niedawno przeprowadzonym badaniu wśród pacjentów z psychozą i zaburzeniami nastroju zastosowano analizę skupień, analizę dyskryminacyjną, krzywą ROC, analizę wrażliwości i swoistości w celu oddzielenia pacjentów z katatonią lub bez. [70] Wyniki wykazały, że próg trzech objawów był w stanie poprawnie sklasyfikować 89% pacjentów z katatonią i 100% pacjentów bez katatonii. Współczesne klasyfikacje, takie jak DSM-5 i ICD-10, obejmują około 11 do 13 znaków i próg diagnostyczny od jednej do trzech cech. Skale diagnostyczne zwykle zawierają o wiele więcej katatonicznych oznak i objawów. [1-3, 14, 43, 94] Jednak nawet według tych skal obecność około dwóch do czterech katatonicznych oznak lub objawów przez kilka godzin do dnia jest zwykle wystarczająca do pewnego rozpoznania katatonii. [1-3, 14, 15, 21] Zaproponowano również zmianę progu diagnostycznego zgodnie z otoczeniem klinicznym. [87] W środowiskach społecznych, w których występowanie katatonii jest mniej prawdopodobne, wyższa granica odcięcia

np. cztery objawy mogą być wymagane, podczas gdy w warunkach szpitalnych psychiatrycznych lub w nagłych wypadkach, gdzie katatonia jest znacznie bardziej powszechna, próg może być ustalony na dwa lub więcej objawów. Pacjenci z katatonią mają zazwyczaj wiele objawów katatonicznych (więcej niż 5); dlatego też, jeśli pacjent ma jeden z powszechnych objawów, prawdopodobnie będzie miał ich znacznie więcej. [32] W związku z tym nawet jeden objaw katatoniczny, szczególnie często spotykany, taki jak osłupienie lub negatywizm, powinien wzbudzić podejrzenie wystąpienia katatonii i spowodować dokładniejsze zbadanie obecności lub braku zespołu. [32, 87]

Egzamin: Niezależnie od drobnych nieporozumień w sprawie diagnostycznych punktów odcięcia, jest rzeczą oczywistą, że skuteczne zdiagnozowanie katatonii wymaga szczególnej postawy wobec pacjentów, określonego zestawu umiejętności, systematycznego podejścia do badania pacjentów z podejrzeniem katatonii oraz stosowania pomocy diagnostycznych. Szczególne znaczenie ma cierpliwość i wrażliwość na pacjentów oraz częste udzielanie im wyjaśnień, które pozwolą im zrozumieć, czego się od nich oczekuje. Badanie powinno być szczegółowe i dokładne i może zaistnieć potrzeba jego wielokrotnego powtarzania w celu uzyskania pełnego zakresu objawów i oznak. Należy stosować standardową procedurę, taką jak opracowana przez Kirby'ego, [95] lub wymieniona w ramach skal diagnostycznych. Stosowanie skal przesiewowych i diagnostycznych często prowadzi do większych szans na wykrycie. [6, 8, 13, 14, 21, 22] Kilka z nich jest dostępnych, przy czym najczęściej stosowaną jest Skala Oceny Katatonii Bush-Francis. [8, 14, 28, 43, 96] Skale standaryzowane nie tylko pozwalają na wykrycie katatonii, ale także dostarczają przydatnych wskazówek do systematycznej oceny pacjentów, a także pozwalają na ocenę stopnia nasilenia katatonii.

Potwierdzenie: Ostatnie kroki w celu potwierdzenia obecności katatonii obejmują wykluczenie innych schorzeń neuropsychiatrycznych naśladujących katatonię, przeprowadzenie badania kwestionariuszowego lorazepamu oraz poszukiwanie przyczyny katatonii. Kilka podobnie pojawiających się zespołów neuropsychiatrycznych, takich jak encefalopatia, udar mózgu, zespół zamknięty, padaczka, zaburzenia ruchowe, należy odróżnić od katatonii na podstawie ich różnych profili klinicznych. [6, 7, 14, 21, 47] Test prowokacyjny lorazepamu jest następnie wykorzystywany do potwierdzenia rozpoznania katatonii. [7, 14, 21, 97] W tym teście podaje się dożylnie 1 mg lorazepamu. To często tymczasowo łagodzi mutyzm, postawę, gapienie się, sztywność i powtarzalność ruchów katatonii. Stopień zmian może być obserwowany i oceniany na skali diagnostycznej. Jeśli po pięciu minutach nie ma odpowiedzi, podaje się drugą dawkę 1 mg. dożylnie. Wyraźne zmniejszenie nasilenia objawów katatonicznych w znormalizowanej skali, zwykle o ponad 50%, jest uważane za odpowiedź pozytywną. [97] Sprzyjające odpowiedzi lub nawet pełne rozdzielenie wszystkich cech katatonicznych może wystąpić w ciągu 10 minut, chociaż niektórzy pacjenci potrzebują więcej czasu na odpowiedź, zazwyczaj 30 minut lub nawet do 3-5 godzin. [98] Około 80% osób z katatonią, szczególnie tych z zaburzeniami nastroju lub stanu zdrowia, wykazuje tak szybką ulgę w katatonii z lorazepamem. [3, 14, 21] Brak odpowiedzi nie wyklucza katatonii, ponieważ co najmniej 20% pacjentów, zwłaszcza tych z schizofrenią i cechami przewlekłej katatonii, nie odpowiada. [3, 31] Jednak u tych pacjentów, u których uzyskano pozytywną odpowiedź, dalsze leczenie lorazepamem doustnym często łagodzi katatonię u około 90% z nich. Z drugiej strony, terapia elektrowstrząsami może być bardziej skuteczna u pacjentów z negatywną reakcją. [21] Inne czynniki, takie jak barbiturany, były w przeszłości stosowane w celu uzyskania podobnych reakcji wśród osób z katatonią. [3, 14] Podanie dożylnego diazepamu lub doustnego zolpidemu (10 mg) daje podobne przejściowe rezonanse. Mogą być one również wykorzystywane jako testy potwierdzające rozpoznanie katatonii. [14, 89, 98-101.] Pozytywny wynik testu prowokacyjnego z lorazepamem nie tylko potwierdza rozpoznanie katatonii, ale również pozwala na zbadanie jej przyczyn, ponieważ niemy pacjent jest w stanie mówić i współpracować przy dalszej ocenie. [97]

Poszukiwanie podstawowych przyczyn zazwyczaj wiąże się z dodatkowym zestawem badań i analiz, zwłaszcza gdy katatonia jest częścią choroby. Ponieważ często może istnieć więcej niż jedna przyczyna katatonii, medyczne przyczyny katatonii muszą być zawsze brane pod uwagę, nawet jeśli stan psychiatryczny jest łatwo rozpoznawalny. [6, 87, 88] To trzystopniowe podejście zazwyczaj prowadzi do szybkiego i wiarygodnego rozpoznania katatonii. Otwiera to również drogę do efektywnego zarządzania katatonią. Jest to kolejny trzyetapowy proces obejmujący leczenie benzodiazepinami, po którym następuje leczenie w TKZ, a następnie postępowanie w przypadku choroby psychiatrycznej lub medycznej. [6, 7, 14, 97] Mimo że wszystkie te kroki i procedury mogą nie być sztywno przestrzegane, prawie zawsze konieczne jest szczegółowe badanie i empatyczne podejście do pacjenta. W końcu warto pamiętać, że szybkie rozpoznanie katatonii prowadzi do wczesnego wprowadzenia skutecznego leczenia, co z kolei ratuje życie i zapobiega niepotrzebnemu cierpieniu. Nie może być większej motywacji dla klinicystów chcących pomóc pacjentom z katatonią, aby zapoznali się z tym systematycznym podejściem do diagnostyki i oceny zespołu katatonicznego, tak aby mogli pomóc w łagodzeniu cierpienia i bólu, jakie niesie ta poważna choroba.

REFERENCJE

1. Penland HR, Weder N, Tampi RR. Katatoniczny dylemat rozszerzył się. Ann Gen Psychiatry 2006;5:1 -9.

2. Ungvari GS, Caroff SN, Gerevich J. Zagadka katatonii: dowody zjawisk psychomotorycznych jako wymiaru objawowego w zaburzeniach psychotycznych. Schizophr Bull 2010;36:231-8.

3. Mgr Taylor, Fink M: Katatonia w klasyfikacji psychiatrycznej: własny dom. Am J Psychiatria 2003;160:1233- 41.

4. Heckers S, Tandon R, Bustillo J. Catatonia w DSM - ruszamy czy nie? Schizophr Bull 2010;36:205-7.

5. Pierwszy MB. Klasyfikacja psychiatryczna. W: Tasman A, Kay J, Lieberman JA, First MB, Maj M, redaktorzy. Psychiatria. Edycja [trzecia]. Chichester: Wiley-Blackwell; 2008. s. 661- 88.

6. Daniels J. Catatonia: aspekty kliniczne i korelacje neurobiologiczne. J. Neuropsychiatry Clin Neurosci 2009;21:371-80.

7. Dhossche DM, Watchel LE. Katatonia w chorobach psychiatrycznych. W: Fatemi SH, Clayton PJ, redaktorzy. Medyczna podstawa psychiatrii. Totowa, New Jersey: Humana Press; 2008. s. 455-70.

8. Kirkhart R, Ahuja N, Lee JW, Ramirez J, Talbert R, Faiz K, i inni. Wykrywanie i pomiar katatonii. Psychiatria (Edgmont) 2007;4:52-6.

9. Johnson J. Catatonia: szaleństwo napięcia. Br J Psychiatria 1993;162:733-8.

10. Fujii D, Ahmed I. Czy psychoza to zespół neurobiologiczny? Can J Psychiatry 2004;49:713-18.

11. Stompe T, Ortwein-Swoboda G, Ritter K, Schanda H, Friedmann A. Czy jesteśmy świadkami zniknięcia schizofrenii katatonicznej? Porównaj Psychiatria 2002;43:167-74.

12. Mahendra B. Gdzie poszły wszystkie katatoniki? PsycholMed 1981;11:669-71.

13. Van der Heijden FM, Tuiner S, Arts NJ, Hoogendoorn MLC, Kahn RS, Verhoeven WMA. Katatonia: zaginiona czy niedodiagnozowana? Psychopatologia 2005;38:3-8.

14. Fink M, mgr Taylor. Katatonia: Przewodnik po diagnozie i leczeniu. Cambridge, Wielka Brytania: Cambridge University Press; 2003.

15. Fink M, mgr Taylor. Zespół Catatonia: zapomniany, ale nie odszedł. Arch Gen Psychiatria 2009;66:1173-7.

16. Fink M. Catatonia: syndrom pojawia się, znika i zostaje odkryty na nowo. Can J Psychiatry 2009;54:437-45.

17. Fink M, Shorter E, Taylor MA. Katatonia nie jest schizofrenią: Błąd Kraepelina i konieczność uznania katatonii za niezależny zespół w nazewnictwie medycznym. Schizophr Bull 2010;36:314-20.

18. Blumer D. Catatonia i neuroleptycy: psychobiologiczne znaczenie odległych i ostatnich odkryć. Compr Psychiatria 1997;38:193-201.

19. Lohr JB, Wiśniewski AA. Zaburzenia ruchowe: podejście neuropsychiatryczne. Nowy Jork: Guilford Press; 1987

20. Chalssani P, Healy D, Morriss R. Prezentacja i częstość występowania katatonii w nowo przyjętych do dwóch oddziałów ostrej terapii psychiatrycznej w Indiach i Walii. Psychol Med 2005;35:35-46.

21. Bartolommei N, Lattanzi NL, Callari A, Cosentino F, Luchini ALF, Mauri M. Catatonia: przegląd krytyczny i zalecenia terapeutyczne. J Psychopathol 2012;18:234-46.

22. Caroff SN, Ungvari GS. Poszerzające się horyzonty w badaniach nad katatonią. Psychiatr Ann 2007;37:7-9.

23. Verhoeven WM, van der Heijden FM, Pfuhlmann B, Stöber G. Psychomotor Psychoses - enigmatyczny fenotyp katatoniczny. Eur Psychiatr Rev 2011;4:78-83.

24. Carroll BT. Katatonia Kahlbauma powróciła. Klinika Psychiatrii Nerwic 2001;55:431-6.

25. Barnes MP, Saunders M, Walls TJ, Saunders I, Kirk CA. Zespół Karla Ludwiga Kahlbauma. J Neurol Neurosurg Psychiatria 1986;49:991-6.

26. Bald Tree KL. Katatonia czy szaleństwo napięcia. Kliniczne traktaty o chorobach psychicznych. Berlin: Wydawca August Hirshwald; 1874.

27. Kahlbaum KL. Katatonia. Baltimore: Johns Hopkins University Press: 1973.

28. Carroll BT, Kirkhart R, Ahuja N, Soovere I, Lauterbach EC, Dhossche D, et al. Katatonia: nowe koncepcyjne rozumienie katatonii i nowa skala ratingowa. Psychiatria (Edgmont) 2008;5:42-50.

29. Northoff G. Co katatonia może powiedzieć o "top-down modulation": hipoteza neuropsychiatryczna. Behav Brain Sci 2002;25:555-604.

30. Kendurkar A. Prezentacja katatonii w zaburzeniach nastroju vs. schizofrenia. Niemiecki J Psychiatria 2008;11:32-3.

31. Rosebush PI, Mazurek MF. Katatonia i jej leczenie. Schizophr Bull 2010;36:239-42.

32. Francis A, Fink M, Appiani F, Bertelsen A, Bolwig TG, Braunig P, et al. Catatonia in Diagnostic and Statistical Manual of Mental Disorders, Fifth Edition. CZ. 2010;26:246-7.

33. Dutt A, Grover S, Chakrabarti S, Avasthi A, Kumar S. Fenomenologia i leczenie katatonii: Badanie opisowe z północnych Indii. Indian J Psychiatry 2011; 53: 36-40.

34. Chalasani P, Krishnamurthy K, David H. Catatonia, schizofrenia, zaburzenia afektywne - stowarzyszenia diagnostyczne w różnych środowiskach kulturowych. Indian J Psychiatry 2011;53: 49-52.

35. Johnson J. Stupor: przegląd 25 spraw. Acta Psychiatrica Scand1984;70:370-7.

36. Kliniczna psychopatologia Hamiltona M. Fish'a. Oznaki i objawy w psychiatrii. [Drugi] ed. Bristol: John Wright: 1985.

37. Sims A. Symptomy w umyśle. Wprowadzenie do psychopatologii opisowej. Londyn: Balliere Tindal; 1988.

38. Rajagopal S. Catatonia. Adv Psychiatr Treat 2007:13:51-9.

39. Plum F, Posner JB. Diagnoza osłupienia i śpiączki, 3. edycja. Philadelphia: FA Davis: 1982. s. 305-12.

40. Cartlidge N. Stany związane ze śpiączką lub pomylone ze śpiączką. Neurol Neurosurg Psychiatry 2001;71 (Suppl 1):i18-19.

41. Huffman JC, Stern TA. Ocena budzącego się, ale nie reagującego pacjenta. Primary Care Companion J Clin Psychiatry 2003;5:227-31.

42. Hoch A. Benign Stupors: Badanie nowego typu reakcji maniakalno-depresyjnej. Nowy Jork:
The Macmillan Company; 1921.

43. Bush G, Fink M, Petrides G, Dowling, F., Francis, A. Catatonia I: skala ocen i standardowy egzamin. Acta Psychiatr Scand1996 93129-36.

44. Archibald SJ, Mateer CA, Kerns KA. Zachowanie użytkowe: objawy kliniczne i mechanizmy neurologiczne. Neuropsychol Rev 2001;11:117 30.

45. Morrison JR. Katatonia: przewidywanie wyniku. Compr Psychiatry 1974; 15: 317-24.

46. Baker IWS, Jackson M, Bass C. Catatonia powodująca trwałą utratę zdolności poznawczych: studium przypadku. Cog Beh Neurol 2005; 18:141-3.

47. Bhati MT, Datto CJ, O'Reardon JP. Objawy kliniczne, diagnostyka i leczenie empiryczne katatonii. Psychiatria (Edgmont) 2007; 4: 46-52.

48. Van den Eede F, Sabbe B. Catatonia w Klasyfikacji Psychiatrycznej. Am J Psychiatria 2004; 161: 2327-8.

49. Gjessing R. Przegląd okresowej katatonii. Biol Psychiatria 1974; 8: 23-45.

50. Jacobowski NL, Heckers S, Bobo WV. Mania deliryczna: wykrywanie, diagnozowanie i postępowanie kliniczne w ostrej fazie choroby. J Psychiatr Practices 2013;19:15-28.

51. Denysenko L, Freudenreich O, Philbrick K, Penders T, Zimbrean P, Nejad S, et al. Catatonia u medycznie chorych pacjentów. Monografia medycyny opartej na dowodach (EBM) dla praktyki medycyny psychosomatycznej. Monografia kliniczna: Akademia Medycyny Psychosomatycznej, wersja 4.17.2015.

52. Fink M. Neuroleptyczny zespół złośliwy i katatonia: jedna jednostka czy dwie? Biol Psychiatria 1996;39: 1-4.

53. Castillo E, Rubin RT, Holsboer-Trachsler E. Kliniczne rozróżnienie między śmiertelną katatonią a zespołem neuroleptycznego nowotworu złośliwego. American Journal of Psychiatry 1989;146: 324-8.

54. Northoff G. Catatonia i zespół neuroleptycznego nowotworu złośliwego: psychopatologia i patofizjologia J Neural Transm 2002; 109:1453-67.

55. Wilcox JA, Duffy PM. Zespół katatonii. Behav Sci 2015; 5:576-88.

56. PeraltaV, Cuesta MJ. Cechy motoryczne w zaburzeniach psychotycznych. I. Struktura czynnikowa i korelacje kliniczne. Schizophr Res 2001;47:107-16.

57. Peralta V, Cuesta MJ. Cechy motoryczne w zaburzeniach psychotycznych. II Opracowanie kryteriów diagnostycznych dla katatonii. Schizophr Res 2001:47:117 - 126.

58. Peralta V, Campos MS, de Jalon EG, Cuesta MJ. Objawy i kryteria katatonii DSM-IV u pacjentów z pierwszym epizodem, leczonych farmakologicznie, psychotycznych: Ważność psychometryczna i odpowiedź na leki przeciwpsychotyczne. Schizophr Res 2010;118:168-75.

59. Dutt A, Grover S, Chakrabarti S, Avasthi A, Kumar S. Fenomenologia i leczenie katatonii: Badanie opisowe z północnych Indii. Indian J Psychiatry 2011;53:36-40.

60. Sayegh AA, Reid D. Częstość występowania objawów katatonicznych u ostrych pacjentów psychiatrycznych w Szkocji. Psychiatra 2010;34:479-84.

61. Mgr Taylor, Abrams R. Catatonia. Częstość występowania i znaczenie w fazie maniakalnej choroby maniakalno-depresyjnej. Arch Gen Psychiatria. 1977;34:1223-5.

62. Starkstein S E, Petracca G, Tesón A, Chemerinski E, Merello M, Migliorelli R, Leiguarda R. Catatonia in depression: prevalence, clinical correlates, and validation of a scale. J Neurol Neurosurg Psychiatria 1996;60:326-32.

63. Braunig P, Kruger S, Shugar G. Częstość występowania i znaczenie kliniczne objawów katatonicznych w manii. Comp Psychiatria 1998;39:35-46.

64. England ML, Ongur D, Konopaske GT, Karmacharya R. Catatonia in psychotic patients: clinical features and treatment response. J Neuropsychiatria Klinika Nerwic 2011;23:223-6.

65. Lund CE, Mortimer AM, Rogers D, Mckenna PJ. Zaburzenia motoryczne, wolicjonalne i behawioralne w schizofrenii1: ocena przy użyciu Zmodyfikowanej Skali Rogersa. B J Psychiatria 1991:158:323-7.

66. McKenna PJ, Lund CE, Mortimer AM, Biggins CA. Zaburzenia motoryczne, wolicjonalne i behawioralne w schizofrenii. 2: hipoteza "konfliktu paradygmatów". Br J Psychiatria 1991;158:328-36.

67. Ungvari GS, Leung HCM, Cheung HK, Leung T. Schizofrenia z wybitnymi cechami katatonicznymi ("schizofrenia katatoniczna") I. Korelacje demograficzne i kliniczne w fazie przewlekłej. Prog Neuropsychopharmacol Biol Psychiatry 2005;29:27-38.

68. Bonner CA, Kent GH. Nakładające się na siebie objawy w katatonicznym podnieceniu i maniakalnym podnieceniu. Am J Psychiatry1936;92:1311-22.

69. Usman DM, Olubunmi OA, Taiwo A, Rahman L, Oladipo A. Porównanie prezentacji katatonii u pacjentów ze schizofrenią i zaburzeniami nastroju w Lagos, Nigeria. Iran J Psychiatria 2011;6:7-11.

70. Grover S, Chakrabarti S, Ghormode D, Agarwal M, Sharma A, Avasthi A. Katatonia u pacjentów z zaburzeniami psychicznymi: porównanie schizofrenii i zaburzeń nastroju. Psychiatria Res 2015;229:919-25.

71. Cohen D, Nicolas JD, Flament MF, et al. Znaczenie kliniczne przewlekłej schizofrenii katatonicznej u dzieci i młodzieży: dowody z prospektywnego badania przyrodniczego. Schizophr Res 2005;76:301-8.

72. Berrios GE. Historia objawów psychicznych: psychopatologia opisowa od XIX wieku. Cambridge, Wielka Brytania: Cambridge University Press; 1996.

73. Abrams R, mgr Taylor, Coleman Stolurow KA. Katatonia i mania: wzorce dysfunkcji mózgu. Biol Psychiatria1979;14:111-7.

74. Northoff G, Koch A, Wenke J, Eckert J, Böker H, Pflug B, i in. Katatonia jako zespół psychoruchowy: skala ocen i pozapiramidowe objawy ruchowe. Mov Disord1999;14:404-16.

75. Stuivenga M, Morrens M. Częstość występowania zespołu katatonicznego w ostrej próbce ambulatoryjnej. Psychiatria Frontowa 2014 3 grudnia 3,5:174. (DOI: 10.3389/fpsyt.2014.00174).

76. Krüger S, Bagby RM, Höffler J, Bräunig P Analiza czynnikowa skali oceny katatonii i rozkładu objawów katatonicznych w czterech grupach diagnostycznych. Compr Psychiatria. 2003; 44: 472-82.

77. Rosebush PI, Mazurek MF: Katatonia: przebudzenie do zapomnianego nieładu. Mov Disord 1999;14:395-7.

78. Mgr Taylor, Abrams R. Catatonia. Częstość występowania i znaczenie w fazie maniakalnej choroby maniakalno-depresyjnej. Arch Gen Psychiatria. 1977;34:1223-5.

79. Levenson JL, Pandurangi AK: Prognoza i powikłania. W Katatonii: od psychopatologii do neurobiologii Redagowane przez: Caroff SN, Mann SC, Francis A, Fricchione GL. Washington, DC: American Psychiatric Publishing; 2004:161-72.

80. Światowa Organizacja Zdrowia.ICD-10 Klasyfikacja zaburzeń psychicznych i behawioralnych. Kryteria diagnostyczne dla badań. Genewa: Światowa Organizacja Zdrowia; 1993.

81. Tandon R, Heckers S, Bustillo J, Barch DM, Gaebel W, Gur RE, et al. Catatonia w DSM-5. Schizophr Res 2013;150:26-30.

82. Gelenberg AJ. Zespół katatoniczny. Lancet 1976; 1:1339-41.

83. Carroll BT, Anfinson TJ, Kennedy JC, Yendrek R, Boutros M, Bilon A. Zaburzenie katatoniczne spowodowane ogólnymi warunkami medycznymi. J Neuropsychiatria Klinika Nerwic 1994;6:122-33.

84. Ahuja N. Katatonia organiczna: recenzja. Indian J Psychiatry 2000;42:327-46.

85. Lahutte B, Cornic F, Bonnot O, Consoli , Isabelle An-Garfunkel I, Amoura Z, et al. Multidyscyplinarne podejście do katatonii organicznej u dzieci i młodzieży może usprawnić podejmowanie decyzji dotyczących leczenia. Prog Neuropsychopharmacol Biol Psychiatry 2008;32:1393-8.

86. Smith JH, Smith VD, Philbrick KL, Kumar N. Catatonic disorder due to a general medical or psychiatric condition. J Neuropsychiatria Klinika Nerwic 2012;24:198-207.

87. Jaimes-Albornoz W, Serra-Mestres J. Częstość występowania i korelacje kliniczne katatonii u osób starszych skierowano do łącznikowych służb psychiatrycznych w szpitalu ogólnym. Gen Hospital Psychiatria 2013;35:512-6.

88. Carroll BT, Kennedy JC, Goforth HW. Objawy katatoniczne w katatoniach medycznych i psychiatrycznych. CNS Spectr 2000; 5: 66-9.

89. Cottencin O, Warembourg F, de Chouly de Lenclave MB, Lucas B, Vaiva G i in. Katatonia oraz badanie psychiatrii konsultacyjno-połączeniowej 12 przypadków. Prog Neuropsychopharmacol Biol Psychiatry 2007;31:1170-6.

90. Levenson J. Medyczne aspekty katatonii. Podstawowa psychiatria 2009;16:23-6.

91. Bush G, Fink M, Petrides G, Dowling F, Francis A. Catatonia. II. Leczenie lorazepamem i terapia elektrowstrząsami. Acta Psychiatr Scand 1996 ;93:137-43.

92. Seethalakshmi R, Dhavale S, Suggu K, Dewan M. Catatonic syndrome: znaczenie wykrywanie i leczenie lorazepamem. Ann Clin Psychiatry 2008;20:5-8.

93. Swartz CM, Acosta D, Bashir A. Zmniejszył odpowiedź ECT w katatonii z powodu przewlekłego stanu neurologicznego. CZ. 2003;19:110-4.

94. Pommepuy N, Januel D. Catatonia: odrodzenie się koncepcji. Przegląd międzynarodowej literatury. Encephale. 2002; 28: 481-92.

95. Kirby GH. Przewodniki do pobierania wywiadu i badania klinicznego przypadków psychiatrycznych. Albany: New York State Hospital Commission; 1921.

96. Sienaert P, Rooseleer J, De Fruyt J. Pomiar katatonii: systematyczny przegląd wag ratingowych. J Affect Disord 2011; 135: 1-9.

97. Sienaert P, Dhossche DM, Vancampfort D, De Hert M, Gazdag G. Przegląd kliniczny leczenia katatonii. Psychiatria Frontowa 2014 9 grudnia; 5:181 (DOI: 10.3389/fpsyt.2014.00181).

98. Huang TL. Lorazepam i diazepam szybko łagodzą objawy katatoniczne u pacjentów ze schizofrenią. Klinika Psychiatrii Neurosci 2005; 59: 52-5.

99. Lin C-C, Hung Y-Y, Tsai M-C, Huang T-L. Protokół lorazepamu i diazepamu dla katatonia z powodu ogólnego stanu zdrowia i substancji w psychiatrii łącznikowej. PLoS ONE 2017;12:e0170452 (DOI:10.1371/journal.pone.0170452)

100. Thomas P, Rascle C, et al. Test na katatonię z zolpidemem. Lancet 1997;349 (9053):702.

101. Thomas P, Cottencin O, Rascle C, Vaiva G, Goudemand M, Bleder J. Implikacje testu na wyzwanie zolpidem. Psychiatr Ann 2007; 37 (1): 45-54.

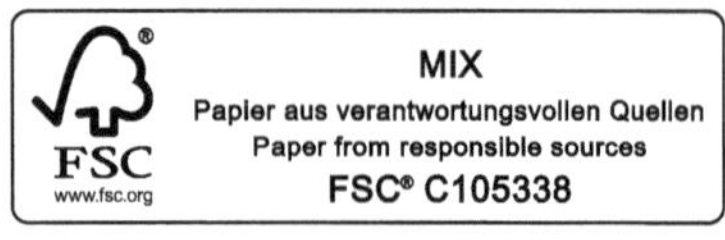

Printed by Books on Demand GmbH, Norderstedt / Germany